This journal belongs to:

Maria Lange

www.runningmyselftogether.com
Content created by Maria Abbe
Designed by Sarah Wells, Swell Design With
brand consultation by Abby Cummings,
Bonjour Brand Studio

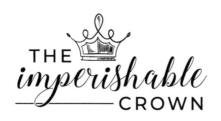

THE *imperishable* CROWN

1 CORINTHIANS 9:25 (NABRE)

> *Every athlete exercises discipline in every way. They do it to win a perishable crown, but we an imperishable one.*

Hi, my beautiful and strong friends. This journal is created for you, right where you are, just as you are. It's an idea that's been brewing in my mind for some time as I've watched my journey in running and in my faith **completely reshape my life.** And this journal is the least I can do to give back to Him all that He's blessed me with.

You see, for a long time I was trapped in an eating disorder and struggled with anxiety and depression. When I started running, I began to learn how to cope with each of these. And I want you to know that peace, too. But I understand it's not that easy. I understand that we need **guidance and motivation** to keep us going. And I understand that sometimes the motivation to get out of bed in the morning just isn't there.

That's why this workout journal is more than a space to write your heart out and keep you accountable. You also have a whole crew of people behind you, cheering you on, and pushing you forward. You can find us over at our Facebook group just for women - **The #RunningMyselfTogether Women,** by following **@runningmyselftogether** on Instagram, and by checking the hashtags **#runningmyselftogether** and **#theimperishablecrown** (please use these hashtags, as well!), and over at **runningmyselftogether.com.**

So, are you ready to begin a new journey? To run the race set before you? To piece life together, one workout, one prayer, one reflection at a time?

I hope so. I know I am. And I'm rooting for you, sister. You've got this.

Much love,
Maria

HOW THIS JOURNAL WORKS

Let's not make this harder than it has to be, right? I know you want something that's easy to use, something that's quick to work through, and something you'll use day after day. So, I've done my best to keep this journal simple and to the point.

You can start out this journal any day or week. This is your journal. There's no pressure to write every day, but it's highly encouraged, of course.

Now, let's begin...

WHAT YOU NEED TO KNOW

──────── MONTHLY: ────────

This journal is meant to be used for 6 months. So, there are 6 blank month calendars. This is a place to map out your goals and your workouts. A new month is a fresh start, and it's an opportunity to keep working towards your dreams.

──────── DAILY: ────────

On a daily basis, you have space to write the day's workout, how it felt, and reflect on what's filling your heart with goodness, what's weighing it down (and how you can work through it), what you're grateful for, your prayer intentions, and what the plan is for the next day.

──────── PRAYERS: ────────

At the beginning of this journal, you'll find my prayer for anxiety and space to write your own prayer. I love writing prayers and pray them during the day and even during my runs. I hope you find them soul-filling, too.

──────── MENTAL HEALTH TOOLKIT: ────────

Your mental health toolkit is a list of practices that help you when you're just not feeling that great. Maybe you're a little anxious or feeling down. These tools help you take care of yourself. For example, running is in my mental health toolkit. But I also have writing and talking with friends. You can see my complete mental health toolkit here: http://bit.ly/RMTtoolkit.

──────── REFLECTIONS: ────────

Also in this journal, you'll find space to reflect on deep questions. You can reflect on them whenever and wherever you'd like - even during your workouts. I suggest writing any thoughts you have on the lines provided. These questions are meant to get you thinking so that you can take action.

...there's more!

If you head over to http://bit.ly/meal-template you can download insertable meal planning templates. This is free for you to use and enjoy. I find that when I plan my meals for the week, I feel prepared for what's ahead. It's also a huge time saver. Hope you enjoy!

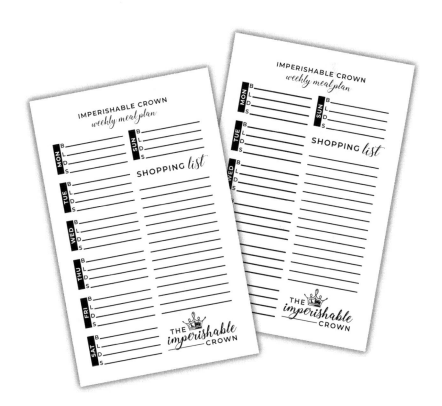

PRAYER FOR TIMES OF ANXIETY

Lord, my God, I give You all, even though it may be small, that I
have. I give You my pounding heart and my racing thoughts. I
give You my fears and my worries and my doubts. I give You my
uncertainties and my lack of confidence. I surrender my life to
You and trust that in You, all things are made new.

I trust that You take my shortcomings, my illnesses, my
inadequacies and heal me from the hurt these cause, even if that
freedom comes after death. I trust that I can do all things
through You who strengthens me. I vow to walk side by side with
You through this phase of anxiety and carry my cross as You
carried Yours – with a humble and holy heart.

And as I walk this journey, I pray for all of those who may be
feeling the same way. Give them the strength and the courage to
stand strong against the lies that run through their minds. And
help them to know that You have knitted them together and
have placed a special purpose on their lives.

Amen.

WRITE YOUR OWN PRAYERS BELOW

_____

_____

_____

_____

_____

_____

_____

MENTAL HEALTH TOOLKIT

1. _____

2. _____

3. _____

4. _____

5. _____

6. _____

7. _____

8. _____

9. _____

REFLECTION QUESTIONS

Is there something holding me back from believing I am loved?

_____

_____

_____

_____

Is there something holding me back from loving others?

_____

_____

_____

_____

Where do I feel the most insecure? What steps can I take to break these insecurities?

_____

_____

_____

_____

Where does negativity creep up in my life?

_____

_____

_____

_____

REFLECTION QUESTIONS

Am I letting things out of my control cause me stress or worry?

_____

_____

_____

_____

When am I the most fulfilled?

_____

_____

_____

_____

Who am I as God created me to be?

_____

_____

_____

_____

Additional thoughts:

_____

_____

_____

_____

A New Journey...

MONTH _July_   YEAR _2020_

SU	M	T	W
			1
5	6	7	8
12 4 miles	13 1 mile	14 5 miles	15
19	20	21	22
26	27	28	29

THE
imperishable
CROWN

TH	F	S
2	3	4
9	10	11
16 3 miles	17	18
23	24	25
30	31	

#theimperishablecrown

NOTES
_____
_____
_____

SU	M	T	W

THE
imperishable
CROWN

TH	F	S

#theimperishablecrown

NOTES

_____

_____

_____

MONTH *September*   YEAR 2020

SU	M	T	W

THE
imperishable
CROWN

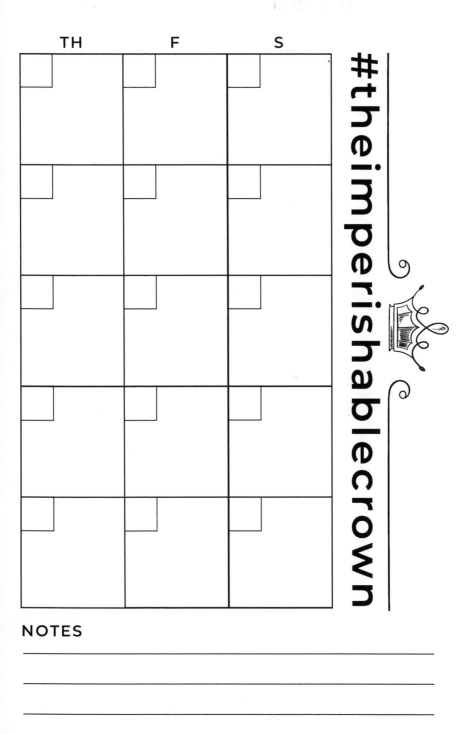

TH · F · S

#theimperishablecrown

NOTES

MONTH _October_   YEAR _2020_

SU	M	T	W

THE _imperishable_ CROWN

TH	F	S

#theimperishablecrown

NOTES

_____

_____

_____

MONTH _November_   YEAR _2020_

SU	M	T	W

THE
imperishable
CROWN

TH	F	S

#theimperishablecrown

NOTES

_____

_____

_____

MONTH _December_   YEAR _2020_

SU	M	T	W

THE
imperishable
CROWN

TH	F	S

#theimperishablecrown

NOTES

_____

_____

_____

DATE: _____ SU M T W TH F S

QUOTE OR VERSE

_____

WORKOUT

Run Bike Swim Stretch Rest Other:_____

_____

HOW DID IT FEEL?

_____

_____

What's lifting you up? _____

_____

_____

What's weighing you down?_____

_____

_____

What are you grateful for?_____

_____

_____

Prayer Intentions: Tomorrow's Plan:

_____   _____

_____   _____

_____   _____

_____   _____

DATE: _____   SU   M   T   W   TH   F   S

QUOTE OR VERSE

_____

_____

WORKOUT

Run Bike Swim Stretch Rest Other:_____

_____

HOW DID IT FEEL?

_____

_____

What's lifting you up? _____

_____

_____

What's weighing you down?_____

_____

_____

What are you grateful for?_____

_____

_____

Prayer Intentions: Tomorrow's Plan:

_____   _____

_____   _____

_____   _____

_____   _____

DATE: _____ SU   M   T   W   TH   F   S

QUOTE OR VERSE

_____

WORKOUT

Run   Bike   Swim   Stretch   Rest   Other:_____

_____

HOW DID IT FEEL?

_____
_____

What's lifting you up? _____
_____
_____

What's weighing you down?_____
_____
_____

What are you grateful for?_____
_____
_____

Prayer Intentions: Tomorrow's Plan:

_____   _____
_____   _____
_____   _____
_____   _____

DATE: _____ **SU   M   T   W   TH   F   S**

QUOTE OR VERSE

_____

WORKOUT

Run   Bike   Swim   Stretch   Rest   Other:_____

_____

HOW DID IT FEEL?

_____

_____

What's lifting you up? _____

_____

_____

What's weighing you down?_____

_____

_____

What are you grateful for?_____

_____

_____

Prayer Intentions: Tomorrow's Plan:

_____   _____

_____   _____

_____   _____

_____   _____

DATE: _____   SU   M   T   W   TH   F   S

QUOTE OR VERSE

_____

WORKOUT

Run   Bike   Swim   Stretch   Rest   Other:_____

_____

HOW DID IT FEEL?

_____

_____

What's lifting you up? _____

_____

_____

What's weighing you down?_____

_____

_____

What are you grateful for?_____

_____

_____

Prayer Intentions: Tomorrow's Plan:

_____   _____

_____   _____

_____   _____

_____   _____

DATE: _____   SU   M   T   W   TH   F   S

QUOTE OR VERSE

_____

WORKOUT

Run   Bike   Swim   Stretch   Rest   Other:_____

_____

HOW DID IT FEEL?

_____

_____

What's lifting you up? _____

_____

_____

What's weighing you down?_____

_____

_____

What are you grateful for?_____

_____

_____

Prayer Intentions: Tomorrow's Plan:

_____   _____

_____   _____

_____   _____

_____   _____

DATE: _____ SU M T W TH F S

QUOTE OR VERSE

_____

WORKOUT

Run Bike Swim Stretch Rest Other:_____

_____

HOW DID IT FEEL?

_____

_____

What's lifting you up? _____

_____

_____

What's weighing you down?_____

_____

_____

What are you grateful for?_____

_____

_____

Prayer Intentions: Tomorrow's Plan:

_____   _____

_____   _____

_____   _____

_____   _____

DATE: _____   SU   M   T   W   TH   F   S

QUOTE OR VERSE

_____

WORKOUT

Run   Bike   Swim   Stretch   Rest   Other:_____

_____

HOW DID IT FEEL?

_____

_____

What's lifting you up? _____

_____

_____

What's weighing you down?_____

_____

_____

What are you grateful for?_____

_____

_____

Prayer Intentions: Tomorrow's Plan:

_____   _____

_____   _____

_____   _____

_____   _____

DATE: _____   SU   M   T   W   TH   F   S

QUOTE OR VERSE

_____

WORKOUT

Run   Bike   Swim   Stretch   Rest   Other:_____

_____

HOW DID IT FEEL?

_____

_____

What's lifting you up? _____

_____

_____

What's weighing you down?_____

_____

_____

What are you grateful for?_____

_____

_____

Prayer Intentions: Tomorrow's Plan:

_____   _____

_____   _____

_____   _____

_____   _____

DATE: _____ SU M T W TH F S

QUOTE OR VERSE

_____

WORKOUT

Run Bike Swim Stretch Rest Other:_____

_____

HOW DID IT FEEL?

_____

_____

What's lifting you up? _____

_____

_____

What's weighing you down?_____

_____

_____

What are you grateful for?_____

_____

_____

Prayer Intentions: Tomorrow's Plan:

_____   _____

_____   _____

_____   _____

_____   _____

DATE: _____ SU M T W TH F S

QUOTE OR VERSE

_____

WORKOUT

Run Bike Swim Stretch Rest Other:_____

_____

HOW DID IT FEEL?

_____

_____

What's lifting you up? _____

_____

_____

What's weighing you down?_____

_____

_____

What are you grateful for?_____

_____

_____

Prayer Intentions: Tomorrow's Plan:

_____   _____

_____   _____

_____   _____

_____   _____

DATE: _____ SU M T W TH F S

QUOTE OR VERSE

_____

WORKOUT

Run Bike Swim Stretch Rest Other:_____

_____

HOW DID IT FEEL?

_____

_____

What's lifting you up? _____

_____

_____

What's weighing you down?_____

_____

_____

What are you grateful for?_____

_____

_____

Prayer Intentions: Tomorrow's Plan:

_____   _____

_____   _____

_____   _____

_____   _____

DATE: _____ **SU M T W TH F S**

QUOTE OR VERSE

_____

WORKOUT

Run   Bike   Swim   Stretch   Rest   Other: _____

_____

HOW DID IT FEEL?

_____

_____

What's lifting you up? _____

_____

_____

What's weighing you down? _____

_____

_____

What are you grateful for? _____

_____

_____

Prayer Intentions: Tomorrow's Plan:

_____   _____

_____   _____

_____   _____

_____   _____

DATE: _____ SU M T W TH F S

QUOTE OR VERSE

_____

WORKOUT

Run Bike Swim Stretch Rest Other:_____

_____

HOW DID IT FEEL?

_____

_____

What's lifting you up? _____

_____

_____

What's weighing you down?_____

_____

_____

What are you grateful for?_____

_____

_____

Prayer Intentions: Tomorrow's Plan:

_____   _____

_____   _____

_____   _____

_____   _____

DATE: _____   SU   M   T   W   TH   F   S

QUOTE OR VERSE

_____

WORKOUT

Run   Bike   Swim   Stretch   Rest   Other:_____

_____

HOW DID IT FEEL?

_____

_____

What's lifting you up? _____

_____

_____

What's weighing you down?_____

_____

_____

What are you grateful for?_____

_____

_____

Prayer Intentions: Tomorrow's Plan:

_____   _____

_____   _____

_____   _____

_____   _____

DATE: _____ **SU M T W TH F S**

QUOTE OR VERSE

_____

WORKOUT

Run Bike Swim Stretch Rest Other:_____

_____

HOW DID IT FEEL?

_____

_____

What's lifting you up? _____

_____

_____

What's weighing you down?_____

_____

_____

What are you grateful for?_____

_____

_____

Prayer Intentions: Tomorrow's Plan:

_____   _____

_____   _____

_____   _____

_____   _____

DATE: _____ SU M T W TH F S

QUOTE OR VERSE

_____

WORKOUT

Run Bike Swim Stretch Rest Other:_____

_____

HOW DID IT FEEL?

_____

_____

What's lifting you up? _____

_____

_____

What's weighing you down?_____

_____

_____

What are you grateful for?_____

_____

_____

Prayer Intentions: Tomorrow's Plan:

_____   _____

_____   _____

_____   _____

_____   _____

DATE: _____ **SU M T W TH F S**

QUOTE OR VERSE

_____

WORKOUT

Run   Bike   Swim   Stretch   Rest   Other:_____

_____

HOW DID IT FEEL?

_____

_____

What's lifting you up? _____

_____

_____

What's weighing you down?_____

_____

_____

What are you grateful for?_____

_____

_____

Prayer Intentions: Tomorrow's Plan:

_____   _____

_____   _____

_____   _____

_____   _____

DATE: _____   SU   M   T   W   TH   F   S

QUOTE OR VERSE

_____

WORKOUT

Run   Bike   Swim   Stretch   Rest   Other:_____

_____

HOW DID IT FEEL?

_____

_____

What's lifting you up? _____

_____

_____

What's weighing you down?_____

_____

_____

What are you grateful for?_____

_____

_____

Prayer Intentions: Tomorrow's Plan:

_____   _____

_____   _____

_____   _____

_____   _____

DATE: _____ SU M T W TH F S

QUOTE OR VERSE

_____

WORKOUT

Run Bike Swim Stretch Rest Other:_____

_____

HOW DID IT FEEL?

_____

_____

What's lifting you up? _____

_____

_____

What's weighing you down?_____

_____

_____

What are you grateful for?_____

_____

_____

Prayer Intentions: Tomorrow's Plan:

_____   _____

_____   _____

_____   _____

_____   _____

DATE:_____   SU   M   T   W   TH   F   S

QUOTE OR VERSE

_____

WORKOUT

Run   Bike   Swim   Stretch   Rest   Other:_____

_____

HOW DID IT FEEL?

_____

_____

What's lifting you up? _____

_____

_____

What's weighing you down?_____

_____

_____

What are you grateful for?_____

_____

_____

Prayer Intentions: Tomorrow's Plan:

_____   _____

_____   _____

_____   _____

_____   _____

DATE: _____ SU M T W TH F S

QUOTE OR VERSE

_____

WORKOUT

Run Bike Swim Stretch Rest Other:_____

_____

HOW DID IT FEEL?

_____

_____

What's lifting you up? _____

_____

_____

What's weighing you down?_____

_____

_____

What are you grateful for?_____

_____

_____

Prayer Intentions: Tomorrow's Plan:

_____   _____

_____   _____

_____   _____

_____   _____

DATE: _____ **SU M T W TH F S**

QUOTE OR VERSE

_____

WORKOUT

Run Bike Swim Stretch Rest Other:_____

_____

HOW DID IT FEEL?

_____

_____

What's lifting you up? _____

_____

_____

What's weighing you down?_____

_____

_____

What are you grateful for?_____

_____

_____

Prayer Intentions: Tomorrow's Plan:

_____   _____

_____   _____

_____   _____

_____   _____

DATE: _____ SU M T W TH F S

QUOTE OR VERSE

_____

WORKOUT

Run Bike Swim Stretch Rest Other:_____

_____

HOW DID IT FEEL?

_____

_____

What's lifting you up? _____

_____

_____

What's weighing you down?_____

_____

_____

What are you grateful for?_____

_____

_____

Prayer Intentions: Tomorrow's Plan:

_____   _____

_____   _____

_____   _____

_____   _____

DATE: _____ SU M T W TH F S

QUOTE OR VERSE

_____

WORKOUT

Run Bike Swim Stretch Rest Other:_____

_____

HOW DID IT FEEL?

_____

_____

What's lifting you up? _____

_____

_____

What's weighing you down?_____

_____

_____

What are you grateful for?_____

_____

_____

Prayer Intentions: Tomorrow's Plan:

_____   _____

_____   _____

_____   _____

_____   _____

DATE: _____ **SU M T W TH F S**

QUOTE OR VERSE

_____

WORKOUT

Run   Bike   Swim   Stretch   Rest   Other:_____

_____

HOW DID IT FEEL?

_____

_____

What's lifting you up? _____

_____

_____

What's weighing you down?_____

_____

_____

What are you grateful for?_____

_____

_____

Prayer Intentions: Tomorrow's Plan:

_____   _____

_____   _____

_____   _____

_____   _____

DATE: _____ **SU M T W TH F S**

QUOTE OR VERSE

_____

WORKOUT

Run Bike Swim Stretch Rest Other:_____

_____

HOW DID IT FEEL?

_____

_____

What's lifting you up? _____

_____

_____

What's weighing you down?_____

_____

_____

What are you grateful for?_____

_____

_____

Prayer Intentions: Tomorrow's Plan:

_____   _____

_____   _____

_____   _____

_____   _____

DATE: _____ SU M T W TH F S

QUOTE OR VERSE

_____

WORKOUT

Run Bike Swim Stretch Rest Other:_____

_____

HOW DID IT FEEL?

_____

_____

What's lifting you up? _____

_____

_____

What's weighing you down?_____

_____

_____

What are you grateful for?_____

_____

_____

Prayer Intentions: Tomorrow's Plan:

_____   _____

_____   _____

_____   _____

_____   _____

DATE: _____   SU   M   T   W   TH   F   S

QUOTE OR VERSE

_____

WORKOUT

Run   Bike   Swim   Stretch   Rest   Other:_____

_____

HOW DID IT FEEL?

_____

_____

What's lifting you up? _____

_____

_____

What's weighing you down?_____

_____

_____

What are you grateful for?_____

_____

_____

Prayer Intentions: Tomorrow's Plan:

_____   _____

_____   _____

_____   _____

_____   _____

DATE: _____ SU M T W TH F S

QUOTE OR VERSE

_____

WORKOUT

Run Bike Swim Stretch Rest Other:_____

_____

HOW DID IT FEEL?

_____

_____

What's lifting you up? _____

_____

_____

What's weighing you down?_____

_____

_____

What are you grateful for?_____

_____

_____

Prayer Intentions: Tomorrow's Plan:

_____   _____

_____   _____

_____   _____

_____   _____

DATE: _____   SU   M   T   W   TH   F   S

QUOTE OR VERSE

_____

WORKOUT

Run   Bike   Swim   Stretch   Rest   Other:_____

_____

HOW DID IT FEEL?

_____

_____

What's lifting you up? _____

_____

_____

What's weighing you down?_____

_____

_____

What are you grateful for?_____

_____

_____

Prayer Intentions: Tomorrow's Plan:

_____   _____

_____   _____

_____   _____

_____   _____

DATE: _____ **SU M T W TH F S**

QUOTE OR VERSE .

_____

WORKOUT

Run   Bike   Swim   Stretch   Rest   Other:_____

_____

HOW DID IT FEEL?

_____

_____

What's lifting you up? _____

_____

_____

What's weighing you down?_____

_____

_____

What are you grateful for?_____

_____

_____

Prayer Intentions: Tomorrow's Plan:

_____   _____

_____   _____

_____   _____

_____   _____

DATE: _____ SU M T W TH F S

QUOTE OR VERSE

_____

WORKOUT

Run Bike Swim Stretch Rest Other:_____

_____

HOW DID IT FEEL?

_____

_____

What's lifting you up? _____

_____

_____

What's weighing you down?_____

_____

_____

What are you grateful for?_____

_____

_____

Prayer Intentions: Tomorrow's Plan:

_____   _____

_____   _____

_____   _____

_____   _____

DATE: _____ SU M T W TH F S

QUOTE OR VERSE

_____

WORKOUT

Run Bike Swim Stretch Rest Other:_____

_____

HOW DID IT FEEL?

_____

_____

What's lifting you up? _____

_____

_____

What's weighing you down?_____

_____

_____

What are you grateful for?_____

_____

_____

Prayer Intentions: Tomorrow's Plan:

_____   _____

_____   _____

_____   _____

_____   _____

DATE: _____   SU   M   T   W   TH   F   S

QUOTE OR VERSE

_____

WORKOUT

Run   Bike   Swim   Stretch   Rest   Other:_____

_____

HOW DID IT FEEL?

_____

_____

What's lifting you up? _____

_____

_____

What's weighing you down?_____

_____

_____

What are you grateful for?_____

_____

_____

Prayer Intentions: Tomorrow's Plan:

_____   _____

_____   _____

_____   _____

_____   _____

DATE: _____ **SU M T W TH F S**

QUOTE OR VERSE

_____

WORKOUT

Run Bike Swim Stretch Rest Other: _____

_____

HOW DID IT FEEL?

_____

_____

What's lifting you up? _____

_____

_____

What's weighing you down? _____

_____

_____

What are you grateful for? _____

_____

_____

Prayer Intentions: Tomorrow's Plan:

_____   _____

_____   _____

_____   _____

_____   _____

DATE: _____ SU M T W TH F S

QUOTE OR VERSE

_____

WORKOUT

Run Bike Swim Stretch Rest Other:_____

_____

HOW DID IT FEEL?

_____

_____

What's lifting you up? _____

_____

_____

What's weighing you down?_____

_____

_____

What are you grateful for?_____

_____

_____

Prayer Intentions: Tomorrow's Plan:

_____   _____

_____   _____

_____   _____

_____   _____

DATE: _____ SU M T W TH F S

QUOTE OR VERSE

_____

WORKOUT

Run Bike Swim Stretch Rest Other:_____

_____

HOW DID IT FEEL?

_____

_____

What's lifting you up? _____

_____

_____

What's weighing you down?_____

_____

_____

What are you grateful for?_____

_____

_____

Prayer Intentions: Tomorrow's Plan:

_____   _____

_____   _____

_____   _____

_____   _____

DATE: _____   SU   M   T   W   TH   F   S

QUOTE OR VERSE

_____

WORKOUT

Run   Bike   Swim   Stretch   Rest   Other:_____

_____

HOW DID IT FEEL?

_____

_____

What's lifting you up? _____

_____

_____

What's weighing you down?_____

_____

_____

What are you grateful for?_____

_____

_____

Prayer Intentions: Tomorrow's Plan:

_____   _____

_____   _____

_____   _____

_____   _____

DATE: _____   SU   M   T   W   TH   F   S

QUOTE OR VERSE

_____

WORKOUT

Run   Bike   Swim   Stretch   Rest   Other:_____

_____

HOW DID IT FEEL?

_____

_____

What's lifting you up? _____

_____

_____

What's weighing you down?_____

_____

_____

What are you grateful for?_____

_____

_____

Prayer Intentions: Tomorrow's Plan:

_____   _____

_____   _____

_____   _____

_____   _____

DATE: _____ SU M T W TH F S

QUOTE OR VERSE

_____

WORKOUT

Run Bike Swim Stretch Rest Other:_____

_____

HOW DID IT FEEL?

_____

_____

What's lifting you up? _____

_____

_____

What's weighing you down?_____

_____

_____

What are you grateful for?_____

_____

_____

Prayer Intentions: Tomorrow's Plan:

_____   _____

_____   _____

_____   _____

_____   _____

DATE: _____ SU M T W TH F S

QUOTE OR VERSE

_____

WORKOUT

Run Bike Swim Stretch Rest Other:_____

_____

HOW DID IT FEEL?

_____

_____

What's lifting you up? _____

_____

_____

What's weighing you down?_____

_____

_____

What are you grateful for?_____

_____

_____

Prayer Intentions: Tomorrow's Plan:

_____   _____

_____   _____

_____   _____

_____   _____

DATE: _____ SU M T W TH F S

QUOTE OR VERSE

_____

WORKOUT

Run   Bike   Swim   Stretch   Rest   Other:_____

_____

HOW DID IT FEEL?

_____

_____

What's lifting you up? _____

_____

_____

What's weighing you down?_____

_____

_____

What are you grateful for?_____

_____

_____

Prayer Intentions: Tomorrow's Plan:

_____   _____

_____   _____

_____   _____

_____   _____

DATE: _____   SU   M   T   W   TH   F   S

QUOTE OR VERSE

_____

WORKOUT

Run   Bike   Swim   Stretch   Rest   Other:_____

_____

HOW DID IT FEEL?

_____

_____

What's lifting you up? _____

_____

_____

What's weighing you down?_____

_____

_____

What are you grateful for?_____

_____

_____

Prayer Intentions: Tomorrow's Plan:

_____   _____

_____   _____

_____   _____

_____   _____

DATE: _____   **SU   M   T   W   TH   F   S**

QUOTE OR VERSE

_____

WORKOUT

Run   Bike   Swim   Stretch   Rest   Other:_____

_____

HOW DID IT FEEL?

_____

_____

What's lifting you up? _____

_____

_____

What's weighing you down?_____

_____

_____

What are you grateful for?_____

_____

_____

Prayer Intentions: Tomorrow's Plan:

_____   _____

_____   _____

_____   _____

_____   _____

DATE: _____ SU M T W TH F S

QUOTE OR VERSE

_____

WORKOUT

Run Bike Swim Stretch Rest Other: _____

_____

HOW DID IT FEEL?

_____

_____

What's lifting you up? _____

_____

_____

What's weighing you down? _____

_____

_____

What are you grateful for? _____

_____

_____

Prayer Intentions: Tomorrow's Plan:

_____   _____

_____   _____

_____   _____

_____   _____

DATE: _____ SU M T W TH F S

QUOTE OR VERSE

_____

WORKOUT

Run Bike Swim Stretch Rest Other:_____

_____

HOW DID IT FEEL?

_____

_____

What's lifting you up? _____

_____

_____

What's weighing you down?_____

_____

_____

What are you grateful for?_____

_____

_____

Prayer Intentions: Tomorrow's Plan:

_____   _____

_____   _____

_____   _____

_____   _____

DATE: _____   SU   M   T   W   TH   F   S

QUOTE OR VERSE

_____

WORKOUT

Run   Bike   Swim   Stretch   Rest   Other:_____

_____

HOW DID IT FEEL?

_____

_____

What's lifting you up? _____

_____

_____

What's weighing you down?_____

_____

_____

What are you grateful for?_____

_____

_____

Prayer Intentions: Tomorrow's Plan:

_____   _____

_____   _____

_____   _____

_____   _____

DATE: _____ **SU M T W TH F S**

QUOTE OR VERSE

_____

WORKOUT

Run Bike Swim Stretch Rest Other:_____

_____

HOW DID IT FEEL?

_____

_____

What's lifting you up? _____

_____

_____

What's weighing you down?_____

_____

_____

What are you grateful for?_____

_____

_____

Prayer Intentions: Tomorrow's Plan:

_____   _____

_____   _____

_____   _____

_____   _____

DATE: _____ SU M T W TH F S

QUOTE OR VERSE

_____

WORKOUT

Run Bike Swim Stretch Rest Other:_____

_____

HOW DID IT FEEL?

_____
_____

What's lifting you up? _____
_____
_____

What's weighing you down?_____
_____
_____

What are you grateful for?_____
_____
_____

Prayer Intentions: Tomorrow's Plan:

_____   _____
_____   _____
_____   _____
_____   _____

DATE: _____ SU M T W TH F S

QUOTE OR VERSE

_____

WORKOUT

Run Bike Swim Stretch Rest Other:_____

_____

HOW DID IT FEEL?

_____

_____

What's lifting you up? _____

_____

_____

What's weighing you down?_____

_____

_____

What are you grateful for?_____

_____

_____

Prayer Intentions: Tomorrow's Plan:

_____   _____

_____   _____

_____   _____

_____   _____

DATE: _____   SU   M   T   W   TH   F   S

QUOTE OR VERSE

_____

WORKOUT

Run   Bike   Swim   Stretch   Rest   Other:_____

_____

HOW DID IT FEEL?

_____

_____

What's lifting you up? _____

_____

_____

What's weighing you down?_____

_____

_____

What are you grateful for?_____

_____

_____

Prayer Intentions: Tomorrow's Plan:

_____   _____

_____   _____

_____   _____

_____   _____

DATE: _____ SU M T W TH F S

QUOTE OR VERSE

_____

WORKOUT

Run Bike Swim Stretch Rest Other:_____

_____

HOW DID IT FEEL?

_____

_____

What's lifting you up? _____

_____

_____

What's weighing you down?_____

_____

_____

What are you grateful for?_____

_____

_____

Prayer Intentions: Tomorrow's Plan:

_____   _____

_____   _____

_____   _____

_____   _____

DATE: _____   **SU   M   T   W   TH   F   S**

QUOTE OR VERSE

_____

WORKOUT

Run   Bike   Swim   Stretch   Rest   Other:_____

_____

HOW DID IT FEEL?

_____

_____

What's lifting you up? _____

_____

_____

What's weighing you down?_____

_____

_____

What are you grateful for?_____

_____

_____

Prayer Intentions: Tomorrow's Plan:

_____   _____

_____   _____

_____   _____

_____   _____

DATE: _____   SU   M   T   W   TH   F   S

QUOTE OR VERSE

_____

WORKOUT

Run   Bike   Swim   Stretch   Rest   Other: _____

_____

HOW DID IT FEEL?

_____

_____

What's lifting you up? _____

_____

_____

What's weighing you down? _____

_____

_____

What are you grateful for? _____

_____

_____

Prayer Intentions: Tomorrow's Plan:

_____   _____

_____   _____

_____   _____

_____   _____

DATE: _____ SU M T W TH F S

QUOTE OR VERSE

_____

WORKOUT

Run Bike Swim Stretch Rest Other:_____

_____

HOW DID IT FEEL?

_____

_____

What's lifting you up? _____

_____

_____

What's weighing you down?_____

_____

_____

What are you grateful for?_____

_____

_____

Prayer Intentions: Tomorrow's Plan:

_____   _____

_____   _____

_____   _____

_____   _____

DATE: _____   SU   M   T   W   TH   F   S

QUOTE OR VERSE

_____

WORKOUT

Run   Bike   Swim   Stretch   Rest   Other:_____

_____

HOW DID IT FEEL?

_____

_____

What's lifting you up? _____

_____

_____

What's weighing you down?_____

_____

_____

What are you grateful for?_____

_____

_____

Prayer Intentions: Tomorrow's Plan:

_____   _____

_____   _____

_____   _____

_____   _____

DATE: _____   SU   M   T   W   TH   F   S

QUOTE OR VERSE

_____

WORKOUT

Run   Bike   Swim   Stretch   Rest   Other:_____

_____

HOW DID IT FEEL?

_____

_____

What's lifting you up? _____

_____

_____

What's weighing you down?_____

_____

_____

What are you grateful for?_____

_____

_____

Prayer Intentions: Tomorrow's Plan:

_____   _____

_____   _____

_____   _____

_____   _____

DATE: _____ **SU M T W TH F S**

QUOTE OR VERSE

_____

WORKOUT

Run Bike Swim Stretch Rest Other:_____

_____

HOW DID IT FEEL?

_____

_____

What's lifting you up? _____

_____

_____

What's weighing you down?_____

_____

_____

What are you grateful for?_____

_____

_____

Prayer Intentions: Tomorrow's Plan:

_____   _____

_____   _____

_____   _____

_____   _____

DATE: _____ SU M T W TH F S

QUOTE OR VERSE

_____

WORKOUT

Run Bike Swim Stretch Rest Other:_____

_____

HOW DID IT FEEL?

_____

_____

What's lifting you up? _____

_____

_____

What's weighing you down?_____

_____

_____

What are you grateful for?_____

_____

_____

Prayer Intentions: Tomorrow's Plan:

_____   _____

_____   _____

_____   _____

_____   _____

DATE: _____ SU M T W TH F S

QUOTE OR VERSE

_____

WORKOUT

Run Bike Swim Stretch Rest Other:_____

_____

HOW DID IT FEEL?

_____

_____

What's lifting you up? _____

_____

_____

What's weighing you down?_____

_____

_____

What are you grateful for?_____

_____

_____

Prayer Intentions: Tomorrow's Plan:

_____   _____

_____   _____

_____   _____

_____   _____

DATE: _____ SU M T W TH F S

QUOTE OR VERSE

_____

WORKOUT

Run Bike Swim Stretch Rest Other:_____

_____

HOW DID IT FEEL?

_____

_____

What's lifting you up? _____

_____

_____

What's weighing you down?_____

_____

_____

What are you grateful for?_____

_____

_____

Prayer Intentions: Tomorrow's Plan:

_____   _____

_____   _____

_____   _____

_____   _____

DATE: _____ SU M T W TH F S

QUOTE OR VERSE

_____

WORKOUT

Run Bike Swim Stretch Rest Other:_____

_____

HOW DID IT FEEL?

_____

_____

What's lifting you up? _____

_____

_____

What's weighing you down?_____

_____

_____

What are you grateful for?_____

_____

_____

Prayer Intentions: Tomorrow's Plan:

_____   _____

_____   _____

_____   _____

_____   _____

DATE: _____ SU M T W TH F S

QUOTE OR VERSE

_____

WORKOUT

Run Bike Swim Stretch Rest Other:_____

_____

HOW DID IT FEEL?

_____

_____

What's lifting you up? _____

_____

_____

What's weighing you down?_____

_____

_____

What are you grateful for?_____

_____

_____

Prayer Intentions: Tomorrow's Plan:

_____   _____

_____   _____

_____   _____

_____   _____

DATE: _____ SU M T W TH F S

QUOTE OR VERSE

_____

WORKOUT

Run Bike Swim Stretch Rest Other:_____

_____

HOW DID IT FEEL?

_____

_____

What's lifting you up? _____

_____

_____

What's weighing you down?_____

_____

_____

What are you grateful for?_____

_____

_____

Prayer Intentions: Tomorrow's Plan:

_____   _____

_____   _____

_____   _____

_____   _____

DATE: _____ SU M T W TH F S

QUOTE OR VERSE

_____

WORKOUT

Run Bike Swim Stretch Rest Other:_____

_____

HOW DID IT FEEL?

_____

_____

What's lifting you up? _____

_____

_____

What's weighing you down?_____

_____

_____

What are you grateful for?_____

_____

_____

Prayer Intentions: Tomorrow's Plan:

_____   _____

_____   _____

_____   _____

_____   _____

DATE: _____   SU   M   T   W   TH   F   S

QUOTE OR VERSE

_____

WORKOUT

Run   Bike   Swim   Stretch   Rest   Other:_____

_____

HOW DID IT FEEL?

_____

_____

What's lifting you up? _____

_____

_____

What's weighing you down?_____

_____

_____

What are you grateful for?_____

_____

_____

Prayer Intentions: Tomorrow's Plan:

_____   _____

_____   _____

_____   _____

_____   _____

DATE: _____   SU   M   T   W   TH   F   S

QUOTE OR VERSE

_____

WORKOUT

Run   Bike   Swim   Stretch   Rest   Other:_____

_____

HOW DID IT FEEL?

_____

_____

What's lifting you up? _____

_____

_____

What's weighing you down?_____

_____

_____

What are you grateful for?_____

_____

_____

Prayer Intentions: Tomorrow's Plan:

_____   _____

_____   _____

_____   _____

_____   _____

DATE: _____   SU   M   T   W   TH   F   S

QUOTE OR VERSE

_____

WORKOUT

Run   Bike   Swim   Stretch   Rest   Other: _____

_____

HOW DID IT FEEL?

_____

_____

What's lifting you up? _____

_____

_____

What's weighing you down? _____

_____

_____

What are you grateful for? _____

_____

_____

Prayer Intentions: Tomorrow's Plan:

_____   _____

_____   _____

_____   _____

_____   _____

DATE: _____ SU M T W TH F S

QUOTE OR VERSE

_____

WORKOUT

Run Bike Swim Stretch Rest Other:_____

_____

HOW DID IT FEEL?

_____

_____

What's lifting you up? _____

_____

_____

What's weighing you down?_____

_____

_____

What are you grateful for?_____

_____

_____

Prayer Intentions: Tomorrow's Plan:

_____   _____

_____   _____

_____   _____

_____   _____

DATE: _____ **SU M T W TH F S**

QUOTE OR VERSE

_____

WORKOUT

Run Bike Swim Stretch Rest Other:_____

_____

HOW DID IT FEEL?

_____

_____

What's lifting you up? _____

_____

_____

What's weighing you down?_____

_____

_____

What are you grateful for?_____

_____

_____

Prayer Intentions: Tomorrow's Plan:

_____   _____

_____   _____

_____   _____

_____   _____

DATE: _____ SU M T W TH F S

QUOTE OR VERSE

_____

WORKOUT

Run Bike Swim Stretch Rest Other:_____

_____

HOW DID IT FEEL?

_____

_____

What's lifting you up? _____

_____

_____

What's weighing you down?_____

_____

_____

What are you grateful for?_____

_____

_____

Prayer Intentions: Tomorrow's Plan:

_____   _____

_____   _____

_____   _____

_____   _____

DATE: _____   SU   M   T   W   TH   F   S

QUOTE OR VERSE

_____

WORKOUT

Run   Bike   Swim   Stretch   Rest   Other:_____

_____

HOW DID IT FEEL?

_____

_____

What's lifting you up? _____

_____

_____

What's weighing you down?_____

_____

_____

What are you grateful for?_____

_____

_____

Prayer Intentions: Tomorrow's Plan:

_____   _____

_____   _____

_____   _____

_____   _____

DATE: _____ SU M T W TH F S

QUOTE OR VERSE

_____

WORKOUT

Run Bike Swim Stretch Rest Other:_____

_____

HOW DID IT FEEL?

_____

_____

What's lifting you up? _____

_____

_____

What's weighing you down?_____

_____

_____

What are you grateful for?_____

_____

_____

Prayer Intentions: Tomorrow's Plan:

_____   _____

_____   _____

_____   _____

_____   _____

DATE: _____   SU   M   T   W   TH   F   S

QUOTE OR VERSE

_____

WORKOUT

Run Bike Swim Stretch Rest Other:_____

_____

HOW DID IT FEEL?

_____

_____

What's lifting you up? _____

_____

_____

What's weighing you down?_____

_____

_____

What are you grateful for?_____

_____

_____

Prayer Intentions: Tomorrow's Plan:

_____   _____

_____   _____

_____   _____

_____   _____

DATE: _____   SU   M   T   W   TH   F   S

QUOTE OR VERSE

_____

WORKOUT

Run   Bike   Swim   Stretch   Rest   Other:_____

_____

HOW DID IT FEEL?

_____

_____

What's lifting you up? _____

_____

_____

What's weighing you down?_____

_____

_____

What are you grateful for?_____

_____

_____

Prayer Intentions: Tomorrow's Plan:

_____   _____

_____   _____

_____   _____

_____   _____

DATE: _____ **SU M T W TH F S**

QUOTE OR VERSE

_____

WORKOUT

Run Bike Swim Stretch Rest Other: _____

_____

HOW DID IT FEEL?

_____
_____

What's lifting you up? _____
_____

What's weighing you down? _____
_____

What are you grateful for? _____
_____
_____

Prayer Intentions: Tomorrow's Plan:

_____   _____
_____   _____
_____   _____
_____   _____

DATE: _____   SU   M   T   W   TH   F   S

QUOTE OR VERSE

_____

WORKOUT

Run   Bike   Swim   Stretch   Rest   Other:_____

_____

HOW DID IT FEEL?

_____

_____

What's lifting you up? _____

_____

_____

What's weighing you down?_____

_____

_____

What are you grateful for?_____

_____

_____

Prayer Intentions: Tomorrow's Plan:

_____   _____

_____   _____

_____   _____

_____   _____

DATE: _____ SU M T W TH F S

QUOTE OR VERSE

_____

WORKOUT

Run Bike Swim Stretch Rest Other: _____

_____

HOW DID IT FEEL?

_____

_____

What's lifting you up? _____

_____

_____

What's weighing you down? _____

_____

_____

What are you grateful for? _____

_____

_____

Prayer Intentions: Tomorrow's Plan:

_____   _____

_____   _____

_____   _____

_____   _____

DATE: _____   SU   M   T   W   TH   F   S

QUOTE OR VERSE

_____

WORKOUT

Run   Bike   Swim   Stretch   Rest   Other:_____

_____

HOW DID IT FEEL?

_____

_____

What's lifting you up? _____

_____

_____

What's weighing you down?_____

_____

_____

What are you grateful for?_____

_____

_____

Prayer Intentions: Tomorrow's Plan:

_____   _____

_____   _____

_____   _____

_____   _____

DATE: _____ SU M T W TH F S

QUOTE OR VERSE

_____

WORKOUT

Run Bike Swim Stretch Rest Other:_____

_____

HOW DID IT FEEL?

_____

_____

What's lifting you up? _____

_____

_____

What's weighing you down?_____

_____

_____

What are you grateful for?_____

_____

_____

Prayer Intentions: Tomorrow's Plan:

_____   _____

_____   _____

_____   _____

_____   _____

DATE: _____   SU   M   T   W   TH   F   S

QUOTE OR VERSE

_____

WORKOUT

Run   Bike   Swim   Stretch   Rest   Other: _____

_____

HOW DID IT FEEL?

_____

_____

What's lifting you up? _____

_____

_____

What's weighing you down? _____

_____

_____

What are you grateful for? _____

_____

_____

Prayer Intentions: Tomorrow's Plan:

_____   _____

_____   _____

_____   _____

_____   _____

DATE: _____ SU M T W TH F S

QUOTE OR VERSE

_____

WORKOUT

Run Bike Swim Stretch Rest Other:_____

_____

HOW DID IT FEEL?

_____

_____

What's lifting you up? _____

_____

_____

What's weighing you down?_____

_____

_____

What are you grateful for?_____

_____

_____

Prayer Intentions: Tomorrow's Plan:

_____   _____

_____   _____

_____   _____

_____   _____

DATE: _____ SU M T W TH F S

QUOTE OR VERSE

_____

WORKOUT

Run Bike Swim Stretch Rest Other:_____

_____

HOW DID IT FEEL?

_____

_____

What's lifting you up? _____

_____

_____

What's weighing you down?_____

_____

_____

What are you grateful for?_____

_____

_____

Prayer Intentions: Tomorrow's Plan:

_____   _____

_____   _____

_____   _____

_____   _____

DATE:_____ SU M T W TH F S

QUOTE OR VERSE

_____

WORKOUT

Run Bike Swim Stretch Rest Other:_____

_____

HOW DID IT FEEL?

_____

_____

What's lifting you up? _____

_____

_____

What's weighing you down?_____

_____

_____

What are you grateful for?_____

_____

_____

Prayer Intentions: Tomorrow's Plan:

_____   _____

_____   _____

_____   _____

_____   _____

DATE: _____ SU M T W TH F S

QUOTE OR VERSE

_____

WORKOUT

Run Bike Swim Stretch Rest Other: _____

_____

HOW DID IT FEEL?

_____
_____

What's lifting you up? _____
_____

What's weighing you down? _____
_____

What are you grateful for? _____
_____

Prayer Intentions: Tomorrow's Plan:

_____   _____
_____   _____
_____   _____
_____   _____

DATE: _____   SU   M   T   W   TH   F   S

QUOTE OR VERSE

_____

WORKOUT

Run Bike Swim Stretch Rest Other:_____

_____

HOW DID IT FEEL?

_____

_____

What's lifting you up? _____

_____

_____

What's weighing you down?_____

_____

_____

What are you grateful for?_____

_____

_____

Prayer Intentions: Tomorrow's Plan:

_____   _____

_____   _____

_____   _____

_____   _____

DATE: _____ SU M T W TH F S

QUOTE OR VERSE

_____

WORKOUT

Run Bike Swim Stretch Rest Other:_____

_____

HOW DID IT FEEL?

_____

_____

What's lifting you up? _____

_____

_____

What's weighing you down?_____

_____

_____

What are you grateful for?_____

_____

_____

Prayer Intentions: Tomorrow's Plan:

_____   _____

_____   _____

_____   _____

_____   _____

DATE: _____ SU M T W TH F S

QUOTE OR VERSE

_____

WORKOUT

Run Bike Swim Stretch Rest Other:_____

_____

HOW DID IT FEEL?

_____

_____

What's lifting you up? _____

_____

_____

What's weighing you down?_____

_____

_____

What are you grateful for?_____

_____

_____

Prayer Intentions: Tomorrow's Plan:

_____   _____

_____   _____

_____   _____

_____   _____

DATE: _____ SU M T W TH F S

QUOTE OR VERSE

_____

WORKOUT

Run Bike Swim Stretch Rest Other:_____

_____

HOW DID IT FEEL?

_____

_____

What's lifting you up? _____

_____

_____

What's weighing you down?_____

_____

_____

What are you grateful for?_____

_____

_____

Prayer Intentions: Tomorrow's Plan:

_____   _____

_____   _____

_____   _____

_____   _____

DATE: _____   SU   M   T   W   TH   F   S

QUOTE OR VERSE

_____

WORKOUT

Run   Bike   Swim   Stretch   Rest   Other:_____

_____

HOW DID IT FEEL?

_____

_____

What's lifting you up? _____

_____

_____

What's weighing you down?_____

_____

_____

What are you grateful for?_____

_____

_____

Prayer Intentions: Tomorrow's Plan:

_____   _____

_____   _____

_____   _____

_____   _____

DATE: _____ SU M T W TH F S

QUOTE OR VERSE

_____

WORKOUT

Run Bike Swim Stretch Rest Other: _____

_____

HOW DID IT FEEL?

_____

_____

What's lifting you up? _____

_____

_____

What's weighing you down? _____

_____

_____

What are you grateful for? _____

_____

_____

Prayer Intentions: Tomorrow's Plan:

_____   _____

_____   _____

_____   _____

_____   _____

DATE: _____   SU   M   T   W   TH   F   S

QUOTE OR VERSE

_____

WORKOUT

Run   Bike   Swim   Stretch   Rest   Other: _____

_____

HOW DID IT FEEL?

_____

_____

What's lifting you up? _____

_____

_____

What's weighing you down? _____

_____

_____

What are you grateful for? _____

_____

_____

Prayer Intentions: Tomorrow's Plan:

_____   _____

_____   _____

_____   _____

_____   _____

DATE: _____   SU   M   T   W   TH   F   S

QUOTE OR VERSE

_____

WORKOUT

Run   Bike   Swim   Stretch   Rest   Other:_____

_____

HOW DID IT FEEL?

_____

_____

What's lifting you up? _____

_____

_____

What's weighing you down?_____

_____

_____

What are you grateful for?_____

_____

_____

Prayer Intentions: Tomorrow's Plan:

_____   _____

_____   _____

_____   _____

_____   _____

DATE: _____ SU M T W TH F S

QUOTE OR VERSE

_____

WORKOUT

Run Bike Swim Stretch Rest Other:_____

_____

HOW DID IT FEEL?

_____

_____

What's lifting you up? _____

_____

_____

What's weighing you down?_____

_____

_____

What are you grateful for?_____

_____

_____

Prayer Intentions: Tomorrow's Plan:

_____   _____

_____   _____

_____   _____

_____   _____

DATE: _____   SU   M   T   W   TH   F   S

QUOTE OR VERSE

_____

WORKOUT

Run   Bike   Swim   Stretch   Rest   Other:_____

_____

HOW DID IT FEEL?

_____

_____

What's lifting you up? _____

_____

_____

What's weighing you down?_____

_____

_____

What are you grateful for?_____

_____

_____

Prayer Intentions: Tomorrow's Plan:

_____   _____

_____   _____

_____   _____

_____   _____

DATE: _____ SU M T W TH F S

QUOTE OR VERSE

_____

WORKOUT

Run Bike Swim Stretch Rest Other:_____

_____

HOW DID IT FEEL?

_____

_____

What's lifting you up? _____

_____

_____

What's weighing you down?_____

_____

_____

What are you grateful for?_____

_____

_____

Prayer Intentions: Tomorrow's Plan:

_____   _____

_____   _____

_____   _____

_____   _____

DATE: _____ **SU M T W TH F S**

QUOTE OR VERSE

_____

WORKOUT

Run   Bike   Swim   Stretch   Rest   Other: _____

_____

HOW DID IT FEEL?

_____

_____

What's lifting you up? _____

_____

_____

What's weighing you down? _____

_____

_____

What are you grateful for? _____

_____

_____

Prayer Intentions: Tomorrow's Plan:

_____   _____

_____   _____

_____   _____

_____   _____

DATE: _____   SU   M   T   W   TH   F   S

QUOTE OR VERSE

_____

WORKOUT

Run   Bike   Swim   Stretch   Rest   Other:_____

_____

HOW DID IT FEEL?

_____

_____

What's lifting you up? _____

_____

_____

What's weighing you down?_____

_____

_____

What are you grateful for?_____

_____

_____

Prayer Intentions: Tomorrow's Plan:

_____   _____

_____   _____

_____   _____

_____   _____

DATE: _____ SU M T W TH F S

QUOTE OR VERSE

_____

WORKOUT

Run Bike Swim Stretch Rest Other:_____

_____

HOW DID IT FEEL?

_____

_____

What's lifting you up? _____

_____

_____

What's weighing you down?_____

_____

_____

What are you grateful for?_____

_____

_____

Prayer Intentions: Tomorrow's Plan:

_____   _____

_____   _____

_____   _____

_____   _____

DATE: _____   SU   M   T   W   TH   F   S

QUOTE OR VERSE

_____

WORKOUT

Run   Bike   Swim   Stretch   Rest   Other:_____

_____

HOW DID IT FEEL?

_____
_____

What's lifting you up? _____
_____
_____

What's weighing you down?_____
_____
_____

What are you grateful for?_____
_____
_____

Prayer Intentions: Tomorrow's Plan:

_____   _____
_____   _____
_____   _____
_____   _____

DATE: _____ SU M T W TH F S

QUOTE OR VERSE

_____

WORKOUT

Run Bike Swim Stretch Rest Other:_____

_____

HOW DID IT FEEL?

_____

_____

What's lifting you up? _____

_____

_____

What's weighing you down?_____

_____

_____

What are you grateful for?_____

_____

_____

Prayer Intentions: Tomorrow's Plan:

_____   _____

_____   _____

_____   _____

_____   _____

DATE: _____   SU   M   T   W   TH   F   S

QUOTE OR VERSE

_____

WORKOUT

Run   Bike   Swim   Stretch   Rest   Other:_____

_____

HOW DID IT FEEL?

_____

_____

What's lifting you up? _____

_____

_____

What's weighing you down?_____

_____

_____

What are you grateful for?_____

_____

_____

Prayer Intentions: Tomorrow's Plan:

_____   _____

_____   _____

_____   _____

_____   _____

DATE: _____   SU   M   T   W   TH   F   S

QUOTE OR VERSE

_____

WORKOUT

Run   Bike   Swim   Stretch   Rest   Other:_____

_____

HOW DID IT FEEL?

_____

_____

What's lifting you up? _____

_____

_____

What's weighing you down?_____

_____

_____

What are you grateful for?_____

_____

_____

Prayer Intentions: Tomorrow's Plan:

_____   _____

_____   _____

_____   _____

_____   _____

DATE: _____   SU   M   T   W   TH   F   S

QUOTE OR VERSE

_____

WORKOUT

Run   Bike   Swim   Stretch   Rest   Other:_____

_____

HOW DID IT FEEL?

_____

_____

What's lifting you up? _____

_____

_____

What's weighing you down?_____

_____

_____

What are you grateful for?_____

_____

_____

Prayer Intentions: Tomorrow's Plan:

_____   _____

_____   _____

_____   _____

_____   _____

DATE: _____ SU M T W TH F S

QUOTE OR VERSE

_____

WORKOUT

Run Bike Swim Stretch Rest Other:_____._____

_____

HOW DID IT FEEL?

_____

_____

What's lifting you up? _____

_____

_____

What's weighing you down?_____

_____

_____

What are you grateful for?_____

_____

_____

Prayer Intentions: Tomorrow's Plan:

_____   _____

_____   _____

_____   _____

_____   _____

DATE: _____   SU   M   T   W   TH   F   S

QUOTE OR VERSE

_____

WORKOUT

Run Bike Swim Stretch Rest Other:_____

_____

HOW DID IT FEEL?

_____
_____

What's lifting you up? _____
_____
_____

What's weighing you down?_____
_____
_____

What are you grateful for?_____
_____
_____

Prayer Intentions: Tomorrow's Plan:

_____   _____
_____   _____
_____   _____
_____   _____

DATE: _____ SU M T W TH F S

QUOTE OR VERSE

_____

WORKOUT

Run Bike Swim Stretch Rest Other:_____

_____

HOW DID IT FEEL?

_____
_____

What's lifting you up? _____
_____
_____

What's weighing you down?_____
_____
_____

What are you grateful for?_____
_____
_____

Prayer Intentions: Tomorrow's Plan:

_____   _____
_____   _____
_____   _____
_____   _____

DATE: _____   SU   M   T   W   TH   F   S

QUOTE OR VERSE

_____

WORKOUT

Run Bike Swim Stretch Rest Other:_____

_____

HOW DID IT FEEL?

_____

_____

What's lifting you up? _____

_____

_____

What's weighing you down?_____

_____

_____

What are you grateful for?_____

_____

_____

Prayer Intentions: Tomorrow's Plan:

_____   _____

_____   _____

_____   _____

_____   _____

DATE: _____   SU   M   T   W   TH   F   S

QUOTE OR VERSE

_____

WORKOUT

Run   Bike   Swim   Stretch   Rest   Other:_____

_____

HOW DID IT FEEL?

_____
_____

What's lifting you up? _____
_____

What's weighing you down?_____
_____

What are you grateful for?_____
_____
_____

Prayer Intentions: Tomorrow's Plan:

_____   _____

_____   _____

_____   _____

_____   _____

DATE: _____   SU   M   T   W   TH   F   S

QUOTE OR VERSE

_____

WORKOUT

Run   Bike   Swim   Stretch   Rest   Other:_____

_____

HOW DID IT FEEL?

_____

_____

What's lifting you up? _____

_____

_____

What's weighing you down?_____

_____

_____

What are you grateful for?_____

_____

_____

Prayer Intentions: Tomorrow's Plan:

_____   _____

_____   _____

_____   _____

_____   _____

DATE: _____ SU M T W TH F S

QUOTE OR VERSE

_____

WORKOUT

Run Bike Swim Stretch Rest Other:_____

_____

HOW DID IT FEEL?

_____

_____

What's lifting you up? _____

_____

_____

What's weighing you down?_____

_____

_____

What are you grateful for?_____

_____

_____

Prayer Intentions: Tomorrow's Plan:

_____   _____

_____   _____

_____   _____

_____   _____

DATE:_____   SU   M   T   W   TH   F   S

QUOTE OR VERSE

_____

WORKOUT

Run   Bike   Swim   Stretch   Rest   Other:_____

_____

HOW DID IT FEEL?

_____

_____

What's lifting you up? _____

_____

_____

What's weighing you down?_____

_____

_____

What are you grateful for?_____

_____

_____

Prayer Intentions: Tomorrow's Plan:

_____   _____

_____   _____

_____   _____

_____   _____

DATE: _____ SU M T W TH F S

QUOTE OR VERSE

_____

WORKOUT

Run Bike Swim Stretch Rest Other:_____

_____

HOW DID IT FEEL?

_____

_____

What's lifting you up? _____

_____

_____

What's weighing you down?_____

_____

_____

What are you grateful for?_____

_____

_____

Prayer Intentions: Tomorrow's Plan:

_____   _____

_____   _____

_____   _____

_____   _____

DATE: _____   SU   M   T   W   TH   F   S

QUOTE OR VERSE

_____

WORKOUT

Run   Bike   Swim   Stretch   Rest   Other:_____

_____

HOW DID IT FEEL?

_____

_____

What's lifting you up? _____

_____

_____

What's weighing you down?_____

_____

_____

What are you grateful for?_____

_____

_____

Prayer Intentions: Tomorrow's Plan:

_____   _____

_____   _____

_____   _____

_____   _____

DATE: _____   SU   M   T   W   TH   F   S

QUOTE OR VERSE

_____

WORKOUT

Run   Bike   Swim   Stretch   Rest   Other:_____

_____

HOW DID IT FEEL?

_____

_____

What's lifting you up? _____

_____

_____

What's weighing you down?_____

_____

_____

What are you grateful for?_____

_____

_____

Prayer Intentions: Tomorrow's Plan:

_____   _____

_____   _____

_____   _____

_____   _____

DATE: _____ SU M T W TH F S

QUOTE OR VERSE

_____

WORKOUT

Run Bike Swim Stretch Rest Other:_____

_____

HOW DID IT FEEL?

_____

_____

What's lifting you up? _____

_____

_____

What's weighing you down?_____

_____

_____

What are you grateful for?_____

_____

_____

Prayer Intentions: Tomorrow's Plan:

_____   _____

_____   _____

_____   _____

_____   _____

DATE: _____   SU   M   T   W   TH   F   S

QUOTE OR VERSE

_____

WORKOUT

Run   Bike   Swim   Stretch   Rest   Other:_____

_____

HOW DID IT FEEL?

_____
_____

What's lifting you up? _____
_____

What's weighing you down?_____
_____

What are you grateful for?_____
_____

Prayer Intentions: Tomorrow's Plan:

_____   _____

_____   _____

_____   _____

_____   _____

DATE: _____ SU M T W TH F S

QUOTE OR VERSE

_____

WORKOUT

Run Bike Swim Stretch Rest Other:_____

_____

HOW DID IT FEEL?

_____

_____

What's lifting you up? _____

_____

_____

What's weighing you down?_____

_____

_____

What are you grateful for?_____

_____

_____

Prayer Intentions: Tomorrow's Plan:

_____   _____

_____   _____

_____   _____

_____   _____

DATE: _____ **SU M T W TH F S**

QUOTE OR VERSE

_____

WORKOUT

Run Bike Swim Stretch Rest Other:_____

_____

HOW DID IT FEEL?

_____

_____

What's lifting you up? _____

_____

What's weighing you down?_____

_____

What are you grateful for?_____

_____

Prayer Intentions: Tomorrow's Plan:

_____   _____

_____   _____

_____   _____

_____   _____

DATE: _____ SU M T W TH F S

QUOTE OR VERSE

_____

WORKOUT

Run Bike Swim Stretch Rest Other:_____

_____

HOW DID IT FEEL?

_____

_____

What's lifting you up? _____

_____

_____

What's weighing you down?_____

_____

_____

What are you grateful for?_____

_____

_____

Prayer Intentions: Tomorrow's Plan:

_____   _____

_____   _____

_____   _____

_____   _____

DATE: _____ SU M T W TH F S

QUOTE OR VERSE

_____

WORKOUT

Run Bike Swim Stretch Rest Other:_____

_____

HOW DID IT FEEL?

_____

_____

What's lifting you up? _____

_____

_____

What's weighing you down?_____

_____

_____

What are you grateful for?_____

_____

_____

Prayer Intentions: Tomorrow's Plan:

_____   _____

_____   _____

_____   _____

_____   _____

DATE: _____ SU M T W TH F S

QUOTE OR VERSE

_____

WORKOUT

Run Bike Swim Stretch Rest Other:_____

_____

HOW DID IT FEEL?

_____

_____

What's lifting you up? _____

_____

_____

What's weighing you down?_____

_____

_____

What are you grateful for?_____

_____

_____

Prayer Intentions: Tomorrow's Plan:

_____   _____

_____   _____

_____   _____

_____   _____

DATE: _____ SU M T W TH F S

QUOTE OR VERSE

_____

WORKOUT

Run   Bike   Swim   Stretch   Rest   Other:_____

_____

HOW DID IT FEEL?

_____

_____

What's lifting you up? _____

_____

_____

What's weighing you down?_____

_____

_____

What are you grateful for?_____

_____

_____

Prayer Intentions: Tomorrow's Plan:

_____   _____

_____   _____

_____   _____

_____   _____

DATE: _____   SU   M   T   W   TH   F   S

QUOTE OR VERSE

_____

WORKOUT

Run   Bike   Swim   Stretch   Rest   Other:_____

_____

HOW DID IT FEEL?

_____

_____

What's lifting you up? _____

_____

_____

What's weighing you down?_____

_____

_____

What are you grateful for?_____

_____

_____

Prayer Intentions: Tomorrow's Plan:

_____   _____

_____   _____

_____   _____

_____   _____

DATE: _____ SU M T W TH F S

QUOTE OR VERSE

_____

WORKOUT

Run   Bike   Swim   Stretch   Rest   Other:_____

_____

HOW DID IT FEEL?

_____

_____

What's lifting you up? _____

_____

_____

What's weighing you down?_____

_____

_____

What are you grateful for?_____

_____

_____

Prayer Intentions: Tomorrow's Plan:

_____   _____

_____   _____

_____   _____

_____   _____

DATE: _____ SU M T W TH F S

QUOTE OR VERSE

_____

WORKOUT

Run Bike Swim Stretch Rest Other:_____

_____

HOW DID IT FEEL?

_____

_____

What's lifting you up? _____

_____

_____

What's weighing you down?_____

_____

_____

What are you grateful for?_____

_____

_____

Prayer Intentions: Tomorrow's Plan:

_____   _____

_____   _____

_____   _____

_____   _____

DATE: _____   SU   M   T   W   TH   F   S

QUOTE OR VERSE

_____

WORKOUT

Run   Bike   Swim   Stretch   Rest   Other:_____

_____

HOW DID IT FEEL?

_____

_____

What's lifting you up? _____

_____

_____

What's weighing you down?_____

_____

_____

What are you grateful for?_____

_____

_____

Prayer Intentions: Tomorrow's Plan:

_____   _____

_____   _____

_____   _____

_____   _____

DATE: _____ SU M T W TH F S

QUOTE OR VERSE

_____

WORKOUT

Run Bike Swim Stretch Rest Other:_____

_____

HOW DID IT FEEL?

_____

_____

What's lifting you up? _____

_____

_____

What's weighing you down?_____

_____

_____

What are you grateful for?_____

_____

_____

Prayer Intentions: Tomorrow's Plan:

_____   _____

_____   _____

_____   _____

_____   _____

DATE: _____   SU   M   T   W   TH   F   S

QUOTE OR VERSE

_____

WORKOUT

Run   Bike   Swim   Stretch   Rest   Other:_____

_____

HOW DID IT FEEL?

_____

_____

What's lifting you up? _____

_____

_____

What's weighing you down?_____

_____

_____

What are you grateful for?_____

_____

_____

Prayer Intentions: Tomorrow's Plan:

_____   _____

_____   _____

_____   _____

_____   _____

DATE: _____   SU   M   T   W   TH   F   S

QUOTE OR VERSE

_____

WORKOUT

Run   Bike   Swim   Stretch   Rest   Other:_____

_____

HOW DID IT FEEL?

_____

_____

What's lifting you up? _____

_____

_____

What's weighing you down?_____

_____

_____

What are you grateful for?_____

_____

_____

Prayer Intentions: Tomorrow's Plan:

_____   _____

_____   _____

_____   _____

_____   _____

DATE: _____   SU   M   T   W   TH   F   S

QUOTE OR VERSE

_____

WORKOUT

Run   Bike   Swim   Stretch   Rest   Other:_____

_____

HOW DID IT FEEL?

_____

_____

What's lifting you up? _____

_____

_____

What's weighing you down?_____

_____

_____

What are you grateful for?_____

_____

_____

Prayer Intentions: Tomorrow's Plan:

_____   _____

_____   _____

_____   _____

_____   _____

DATE: _____   **SU   M   T   W   TH   F   S**

QUOTE OR VERSE

_____

WORKOUT

Run   Bike   Swim   Stretch   Rest   Other:_____

_____

HOW DID IT FEEL?

_____

_____

What's lifting you up? _____

_____

What's weighing you down?_____

_____

What are you grateful for?_____

_____

Prayer Intentions: Tomorrow's Plan:

_____   _____

_____   _____

_____   _____

_____   _____

DATE: _____ SU   M   T   W   TH   F   S

QUOTE OR VERSE

_____

WORKOUT

Run   Bike   Swim   Stretch   Rest   Other:_____

_____

HOW DID IT FEEL?

_____

_____

What's lifting you up? _____

_____

_____

What's weighing you down?_____

_____

_____

What are you grateful for?_____

_____

_____

Prayer Intentions: Tomorrow's Plan:

_____   _____

_____   _____

_____   _____

_____   _____

DATE: _____ SU M T W TH F S

QUOTE OR VERSE

_____

WORKOUT

Run Bike Swim Stretch Rest Other:_____

_____

HOW DID IT FEEL?

_____

_____

What's lifting you up? _____

_____

_____

What's weighing you down?_____

_____

_____

What are you grateful for?_____

_____

_____

Prayer Intentions: Tomorrow's Plan:

_____   _____

_____   _____

_____   _____

_____   _____

DATE: _____   SU   M   T   W   TH   F   S

QUOTE OR VERSE

_____

WORKOUT

Run   Bike   Swim   Stretch   Rest   Other:_____

_____

HOW DID IT FEEL?

_____

_____

What's lifting you up? _____

_____

_____

What's weighing you down?_____

_____

_____

What are you grateful for?_____

_____

_____

Prayer Intentions: Tomorrow's Plan:

_____   _____

_____   _____

_____   _____

_____   _____

DATE: _____   SU   M   T   W   TH   F   S

QUOTE OR VERSE

_____

WORKOUT

Run   Bike   Swim   Stretch   Rest   Other: _____

_____

HOW DID IT FEEL?

_____

_____

What's lifting you up? _____

_____

_____

What's weighing you down? _____

_____

_____

What are you grateful for? _____

_____

_____

Prayer Intentions: Tomorrow's Plan:

_____   _____

_____   _____

_____   _____

_____   _____

DATE: _____   SU   M   T   W   TH   F   S

QUOTE OR VERSE

_____

WORKOUT

Run   Bike   Swim   Stretch   Rest   Other:_____

_____

HOW DID IT FEEL?

_____

_____

What's lifting you up? _____

_____

_____

What's weighing you down?_____

_____

_____

What are you grateful for?_____

_____

_____

Prayer Intentions: Tomorrow's Plan:

_____   _____

_____   _____

_____   _____

_____   _____

DATE: _____ SU M T W TH F S

QUOTE OR VERSE

_____

WORKOUT

Run   Bike   Swim   Stretch   Rest   Other:_____

_____

HOW DID IT FEEL?

_____

_____

What's lifting you up? _____

_____

_____

What's weighing you down?_____

_____

_____

What are you grateful for?_____

_____

_____

Prayer Intentions: Tomorrow's Plan:

_____   _____

_____   _____

_____   _____

_____   _____

DATE: _____   SU   M   T   W   TH   F   S

QUOTE OR VERSE

_____

WORKOUT

Run   Bike   Swim   Stretch   Rest   Other:_____

_____

HOW DID IT FEEL?

_____

_____

What's lifting you up? _____

_____

_____

What's weighing you down?_____

_____

_____

What are you grateful for?_____

_____

_____

Prayer Intentions: Tomorrow's Plan:

_____   _____

_____   _____

_____   _____

_____   _____

DATE: _____   SU   M   T   W   TH   F   S

QUOTE OR VERSE

_____

WORKOUT

Run   Bike   Swim   Stretch   Rest   Other:_____

_____

HOW DID IT FEEL?

_____

_____

What's lifting you up? _____

_____

What's weighing you down?_____

_____

What are you grateful for?_____

_____

Prayer Intentions: Tomorrow's Plan:

_____   _____

_____   _____

_____   _____

_____   _____

DATE: _____ SU M T W TH F S

QUOTE OR VERSE

_____

WORKOUT

Run Bike Swim Stretch Rest Other: _____

_____

HOW DID IT FEEL?

_____
_____

What's lifting you up? _____
_____
_____

What's weighing you down? _____
_____
_____

What are you grateful for? _____
_____
_____

Prayer Intentions: Tomorrow's Plan:

_____   _____
_____   _____
_____   _____
_____   _____

DATE: _____ SU M T W TH F S

QUOTE OR VERSE

_____

WORKOUT

Run Bike Swim Stretch Rest Other:_____

_____

HOW DID IT FEEL?

_____

_____

What's lifting you up? _____

_____

_____

What's weighing you down?_____

_____

_____

What are you grateful for?_____

_____

_____

Prayer Intentions: Tomorrow's Plan:

_____   _____

_____   _____

_____   _____

_____   _____

DATE: _____ SU M T W TH F S

QUOTE OR VERSE

_____

WORKOUT

Run Bike Swim Stretch Rest Other:_____

_____

HOW DID IT FEEL?

_____

_____

What's lifting you up? _____

_____

_____

What's weighing you down?_____

_____

_____

What are you grateful for?_____

_____

_____

Prayer Intentions: Tomorrow's Plan:

_____   _____

_____   _____

_____   _____

_____   _____

DATE: _____ SU M T W TH F S

QUOTE OR VERSE

_____

WORKOUT

Run Bike Swim Stretch Rest Other:_____

_____

HOW DID IT FEEL?

_____

_____

What's lifting you up? _____

_____

_____

What's weighing you down?_____

_____

_____

What are you grateful for?_____

_____

_____

Prayer Intentions: Tomorrow's Plan:

_____   _____

_____   _____

_____   _____

_____   _____

DATE: _____ SU M T W TH F S

QUOTE OR VERSE

_____

WORKOUT

Run Bike Swim Stretch Rest Other:_____

_____

HOW DID IT FEEL?

_____
_____

What's lifting you up? _____
_____
_____

What's weighing you down?_____
_____
_____

What are you grateful for?_____
_____
_____

Prayer Intentions: Tomorrow's Plan:

_____   _____

_____   _____

_____   _____

_____   _____

DATE: _____ SU M T W TH F S

QUOTE OR VERSE

_____

WORKOUT

Run Bike Swim Stretch Rest Other:_____

_____

HOW DID IT FEEL?

_____

_____

What's lifting you up? _____

_____

_____

What's weighing you down?_____

_____

_____

What are you grateful for?_____

_____

_____

Prayer Intentions: Tomorrow's Plan:

_____   _____

_____   _____

_____   _____

_____   _____

DATE: _____ SU M T W TH F S

QUOTE OR VERSE

_____

WORKOUT

Run Bike Swim Stretch Rest Other:_____

_____

HOW DID IT FEEL?

_____

_____

What's lifting you up? _____

_____

_____

What's weighing you down?_____

_____

_____

What are you grateful for?_____

_____

_____

Prayer Intentions: Tomorrow's Plan:

_____   _____

_____   _____

_____   _____

_____   _____

DATE: _____   SU   M   T   W   TH   F   S

QUOTE OR VERSE

_____

WORKOUT

Run   Bike   Swim   Stretch   Rest   Other:_____

_____

HOW DID IT FEEL?

_____

_____

What's lifting you up? _____

_____

_____

What's weighing you down?_____

_____

_____

What are you grateful for?_____

_____

_____

Prayer Intentions: Tomorrow's Plan:

_____   _____

_____   _____

_____   _____

_____   _____

DATE: _____   SU   M   T   W   TH   F   S

QUOTE OR VERSE

_____

WORKOUT

Run   Bike   Swim   Stretch   Rest   Other:_____

_____

HOW DID IT FEEL?

_____

_____

What's lifting you up? _____

_____

_____

What's weighing you down?_____

_____

_____

What are you grateful for?_____

_____

_____

Prayer Intentions: Tomorrow's Plan:

_____   _____

_____   _____

_____   _____

_____   _____

DATE: _____   SU   M   T   W   TH   F   S

QUOTE OR VERSE

_____

WORKOUT

Run   Bike   Swim   Stretch   Rest   Other:_____

_____

HOW DID IT FEEL?

_____

_____

What's lifting you up? _____

_____

_____

What's weighing you down?_____

_____

_____

What are you grateful for?_____

_____

_____

Prayer Intentions: Tomorrow's Plan:

_____   _____

_____   _____

_____   _____

_____   _____

DATE: _____ SU M T W TH F S

QUOTE OR VERSE

_____

WORKOUT

Run Bike Swim Stretch Rest Other:_____

_____

HOW DID IT FEEL?

_____

_____

What's lifting you up? _____

_____

_____

What's weighing you down?_____

_____

_____

What are you grateful for?_____

_____

_____

Prayer Intentions: Tomorrow's Plan:

_____   _____

_____   _____

_____   _____

_____   _____

DATE: _____   SU   M   T   W   TH   F   S

QUOTE OR VERSE

_____

WORKOUT

Run   Bike   Swim   Stretch   Rest   Other:_____

_____

HOW DID IT FEEL?

_____

_____

What's lifting you up? _____

_____

_____

What's weighing you down?_____

_____

_____

What are you grateful for?_____

_____

_____

Prayer Intentions: Tomorrow's Plan:

_____   _____

_____   _____

_____   _____

_____   _____

DATE:＿＿＿＿＿　SU　M　T　W　TH　F　S

QUOTE OR VERSE

_____

WORKOUT

Run　Bike　Swim　Stretch　Rest　Other:＿＿＿＿＿＿

_____

HOW DID IT FEEL?

_____

_____

What's lifting you up? _____

_____

_____

What's weighing you down?_____

_____

_____

What are you grateful for?_____

_____

_____

Prayer Intentions:　　　　　Tomorrow's Plan:

_____　　_____

_____　　_____

_____　　_____

_____　　_____

DATE: _____ SU M T W TH F S

QUOTE OR VERSE

_____

WORKOUT

Run Bike Swim Stretch Rest Other:_____

_____

HOW DID IT FEEL?

_____

_____

What's lifting you up? _____

_____

_____

What's weighing you down?_____

_____

_____

What are you grateful for?_____

_____

_____

Prayer Intentions: Tomorrow's Plan:

_____   _____

_____   _____

_____   _____

_____   _____

DATE: _____ SU M T W TH F S

QUOTE OR VERSE

_____

WORKOUT

Run Bike Swim Stretch Rest Other:_____

_____

HOW DID IT FEEL?

_____

_____

What's lifting you up? _____

_____

_____

What's weighing you down?_____

_____

_____

What are you grateful for?_____

_____

_____

Prayer Intentions: Tomorrow's Plan:

_____   _____

_____   _____

_____   _____

_____   _____

DATE: _____   SU   M   T   W   TH   F   S

QUOTE OR VERSE

_____

WORKOUT

Run   Bike   Swim   Stretch   Rest   Other:_____

_____

HOW DID IT FEEL?

_____

_____

What's lifting you up? _____

_____

_____

What's weighing you down?_____

_____

_____

What are you grateful for?_____

_____

_____

Prayer Intentions: Tomorrow's Plan:

_____   _____

_____   _____

_____   _____

_____   _____

DATE: _____   SU   M   T   W   TH   F   S

QUOTE OR VERSE

_____

WORKOUT

Run   Bike   Swim   Stretch   Rest   Other:_____

_____

HOW DID IT FEEL?

_____

_____

What's lifting you up? _____

_____

_____

What's weighing you down?_____

_____

_____

What are you grateful for?_____

_____

_____

Prayer Intentions: Tomorrow's Plan:

_____   _____

_____   _____

_____   _____

_____   _____

DATE: _____ SU M T W TH F S

QUOTE OR VERSE

_____

WORKOUT

Run Bike Swim Stretch Rest Other:_____

_____

HOW DID IT FEEL?

_____

_____

What's lifting you up? _____

_____

_____

What's weighing you down?_____

_____

_____

What are you grateful for?_____

_____

_____

Prayer Intentions: Tomorrow's Plan:

_____   _____

_____   _____

_____   _____

_____   _____

DATE: _____ SU M T W TH F S

QUOTE OR VERSE

_____

WORKOUT

Run Bike Swim Stretch Rest Other:_____

_____

HOW DID IT FEEL?

_____

_____

What's lifting you up? _____

_____

_____

What's weighing you down?_____

_____

_____

What are you grateful for?_____

_____

_____

Prayer Intentions: Tomorrow's Plan:

_____   _____

_____   _____

_____   _____

_____   _____

DATE:_____   SU   M   T   W   TH   F   S

QUOTE OR VERSE

_____

WORKOUT

Run   Bike   Swim   Stretch   Rest   Other:_____

_____

HOW DID IT FEEL?

_____

_____

What's lifting you up? _____

_____

_____

What's weighing you down?_____

_____

_____

What are you grateful for?_____

_____

_____

Prayer Intentions: Tomorrow's Plan:

_____   _____

_____   _____

_____   _____

_____   _____

DATE: _____   SU   M   T   W   TH   F   S

QUOTE OR VERSE

_____

WORKOUT

Run   Bike   Swim   Stretch   Rest   Other:_____

_____

HOW DID IT FEEL?

_____

_____

What's lifting you up? _____

_____

_____

What's weighing you down?_____

_____

_____

What are you grateful for?_____

_____

_____

Prayer Intentions: Tomorrow's Plan:

_____   _____

_____   _____

_____   _____

_____   _____

DATE: _____ SU M T W TH F S

QUOTE OR VERSE

_____

WORKOUT

Run Bike Swim Stretch Rest Other:_____

_____

HOW DID IT FEEL?

_____
_____

What's lifting you up? _____
_____
_____

What's weighing you down?_____
_____
_____

What are you grateful for?_____
_____
_____

Prayer Intentions: Tomorrow's Plan:

_____   _____

_____   _____

_____   _____

_____   _____

DATE: _____ SU M T W TH F S

QUOTE OR VERSE

_____

WORKOUT

Run Bike Swim Stretch Rest Other:_____

_____

HOW DID IT FEEL?

_____
_____

What's lifting you up? _____
_____
_____

What's weighing you down?_____
_____
_____

What are you grateful for?_____
_____
_____

Prayer Intentions: Tomorrow's Plan:

_____   _____

_____   _____

_____   _____

_____   _____

DATE: _____ SU M T W TH F S

QUOTE OR VERSE

_____

WORKOUT

Run Bike Swim Stretch Rest Other:_____

_____

HOW DID IT FEEL?

_____

_____

What's lifting you up? _____

_____

_____

What's weighing you down?_____

_____

_____

What are you grateful for?_____

_____

_____

Prayer Intentions: Tomorrow's Plan:

_____   _____

_____   _____

_____   _____

_____   _____

DATE: _____   SU   M   T   W   TH   F   S

QUOTE OR VERSE

_____

WORKOUT

Run   Bike   Swim   Stretch   Rest   Other:_____

_____

HOW DID IT FEEL?

_____
_____

What's lifting you up? _____
_____
_____

What's weighing you down?_____
_____
_____

What are you grateful for?_____
_____
_____

Prayer Intentions: Tomorrow's Plan:

_____   _____
_____   _____
_____   _____
_____   _____

DATE: _____ SU   M   T   W   TH   F   S

QUOTE OR VERSE

_____

WORKOUT

Run   Bike   Swim   Stretch   Rest   Other:_____

_____

HOW DID IT FEEL?

_____

_____

What's lifting you up? _____

_____

_____

What's weighing you down?_____

_____

_____

What are you grateful for?_____

_____

_____

Prayer Intentions: Tomorrow's Plan:

_____   _____

_____   _____

_____   _____

_____   _____

DATE: _____   SU   M   T   W   TH   F   S

QUOTE OR VERSE

_____

WORKOUT

Run   Bike   Swim   Stretch   Rest   Other:_____

_____

HOW DID IT FEEL?

_____

_____

What's lifting you up? _____

_____

_____

What's weighing you down?_____

_____

_____

What are you grateful for?_____

_____

_____

Prayer Intentions: Tomorrow's Plan:

_____   _____

_____   _____

_____   _____

_____   _____

DATE: _____   SU   M   T   W   TH   F   S

QUOTE OR VERSE

_____

WORKOUT

Run   Bike   Swim   Stretch   Rest   Other:_____

_____

HOW DID IT FEEL?

_____

_____

What's lifting you up? _____

_____

_____

What's weighing you down?_____

_____

_____

What are you grateful for?_____

_____

_____

Prayer Intentions: Tomorrow's Plan:

_____   _____

_____   _____

_____   _____

_____   _____

DATE: _____ SU M T W TH F S

QUOTE OR VERSE

_____

WORKOUT

Run Bike Swim Stretch Rest Other:_____

_____

HOW DID IT FEEL?

_____
_____

What's lifting you up? _____
_____
_____

What's weighing you down?_____
_____
_____

What are you grateful for?_____
_____
_____

Prayer Intentions: Tomorrow's Plan:

_____   _____
_____   _____
_____   _____
_____   _____

DATE:_____ SU M T W TH F S

QUOTE OR VERSE

_____

WORKOUT

Run Bike Swim Stretch Rest Other:_____

_____

HOW DID IT FEEL?

_____

_____

What's lifting you up? _____

_____

_____

What's weighing you down?_____

_____

_____

What are you grateful for?_____

_____

_____

Prayer Intentions: Tomorrow's Plan:

_____   _____

_____   _____

_____   _____

_____   _____

DATE: _____ SU M T W TH F S

QUOTE OR VERSE

_____

WORKOUT

Run Bike Swim Stretch Rest Other:_____

_____

HOW DID IT FEEL?

_____

_____

What's lifting you up? _____

_____

_____

What's weighing you down?_____

_____

_____

What are you grateful for?_____

_____

_____

Prayer Intentions: Tomorrow's Plan:

_____   _____

_____   _____

_____   _____

_____   _____

DATE: _____   SU   M   T   W   TH   F   S

QUOTE OR VERSE

_____

WORKOUT

Run   Bike   Swim   Stretch   Rest   Other:_____

_____

HOW DID IT FEEL?

_____

_____

What's lifting you up? _____

_____

_____

What's weighing you down?_____

_____

_____

What are you grateful for?_____

_____

_____

Prayer Intentions: Tomorrow's Plan:

_____   _____

_____   _____

_____   _____

_____   _____

DATE: _____   SU   M   T   W   TH   F   S

QUOTE OR VERSE

_____

WORKOUT

Run   Bike   Swim   Stretch   Rest   Other:_____

_____

HOW DID IT FEEL?

_____

_____

What's lifting you up? _____

_____

_____

What's weighing you down?_____

_____

_____

What are you grateful for?_____

_____

_____

Prayer Intentions: Tomorrow's Plan:

_____   _____

_____   _____

_____   _____

_____   _____

DATE: _____   SU   M   T   W   TH   F   S

QUOTE OR VERSE

_____

WORKOUT

Run   Bike   Swim   Stretch   Rest   Other:_____

_____

HOW DID IT FEEL?

_____

_____

What's lifting you up? _____

_____

_____

What's weighing you down?_____

_____

_____

What are you grateful for?_____

_____

_____

Prayer Intentions: Tomorrow's Plan:

_____   _____

_____   _____

_____   _____

_____   _____

DATE: _____ SU M T W TH F S

QUOTE OR VERSE

_____

WORKOUT

Run Bike Swim Stretch Rest Other:_____

_____

HOW DID IT FEEL?

_____

_____

What's lifting you up? _____

_____

_____

What's weighing you down?_____

_____

_____

What are you grateful for?_____

_____

_____

Prayer Intentions: Tomorrow's Plan:

_____   _____

_____   _____

_____   _____

_____   _____

DATE: _____ SU M T W TH F S

QUOTE OR VERSE

_____

WORKOUT

Run Bike Swim Stretch Rest Other:_____

_____

HOW DID IT FEEL?

_____

_____

What's lifting you up? _____

_____

_____

What's weighing you down?_____

_____

_____

What are you grateful for?_____

_____

_____

Prayer Intentions: Tomorrow's Plan:

_____   _____

_____   _____

_____   _____

_____   _____

DATE: _____ SU M T W TH F S

QUOTE OR VERSE

_____

WORKOUT

Run Bike Swim Stretch Rest Other:_____

_____

HOW DID IT FEEL?

_____

_____

What's lifting you up? _____

_____

_____

What's weighing you down?_____

_____

_____

What are you grateful for?_____

_____

_____

Prayer Intentions: Tomorrow's Plan:

_____   _____

_____   _____

_____   _____

_____   _____

DATE: _____   SU   M   T   W   TH   F   S

QUOTE OR VERSE

_____

WORKOUT

Run   Bike   Swim   Stretch   Rest   Other:_____

_____

HOW DID IT FEEL?

_____

_____

What's lifting you up? _____

_____

_____

What's weighing you down?_____

_____

_____

What are you grateful for?_____

_____

_____

Prayer Intentions: Tomorrow's Plan:

_____   _____

_____   _____

_____   _____

_____   _____

DATE: _____ SU M T W TH F S

QUOTE OR VERSE

_____

WORKOUT

Run Bike Swim Stretch Rest Other:_____

_____

HOW DID IT FEEL?

_____

_____

What's lifting you up? _____

_____

_____

What's weighing you down?_____

_____

_____

What are you grateful for?_____

_____

_____

Prayer Intentions: Tomorrow's Plan:

_____   _____

_____   _____

_____   _____

_____   _____

DATE: _____   SU   M   T   W   TH   F   S

QUOTE OR VERSE

_____

WORKOUT

Run   Bike   Swim   Stretch   Rest   Other:_____

_____

HOW DID IT FEEL?

_____

_____

What's lifting you up? _____

_____

_____

What's weighing you down?_____

_____

_____

What are you grateful for?_____

_____

_____

Prayer Intentions: Tomorrow's Plan:

_____   _____

_____   _____

_____   _____

_____   _____

DATE: _____ SU M T W TH F S

QUOTE OR VERSE

_____

WORKOUT

Run Bike Swim Stretch Rest Other:_____

_____

HOW DID IT FEEL?

_____

_____

What's lifting you up? _____

_____

_____

What's weighing you down?_____

_____

_____

What are you grateful for?_____

_____

_____

Prayer Intentions: Tomorrow's Plan:

_____   _____

_____   _____

_____   _____

_____   _____

DATE: _____   SU   M   T   W   TH   F   S

QUOTE OR VERSE

_____

WORKOUT

Run   Bike   Swim   Stretch   Rest   Other:_____

_____

HOW DID IT FEEL?

_____

_____

What's lifting you up? _____

_____

_____

What's weighing you down?_____

_____

_____

What are you grateful for?_____

_____

_____

Prayer Intentions: Tomorrow's Plan:

_____   _____

_____   _____

_____   _____

_____   _____

DATE: _____ SU M T W TH F S

QUOTE OR VERSE

_____

WORKOUT

Run   Bike   Swim   Stretch   Rest   Other:_____

_____

HOW DID IT FEEL?

_____

_____

What's lifting you up? _____

_____

_____

What's weighing you down?_____

_____

_____

What are you grateful for?_____

_____

_____

Prayer Intentions: Tomorrow's Plan:

_____   _____

_____   _____

_____   _____

_____   _____

DATE: _____   SU   M   T   W   TH   F   S

QUOTE OR VERSE

_____

WORKOUT

Run   Bike   Swim   Stretch   Rest   Other:_____

_____

HOW DID IT FEEL?

_____

_____

What's lifting you up? _____

_____

_____

What's weighing you down?_____

_____

_____

What are you grateful for?_____

_____

_____

Prayer Intentions: Tomorrow's Plan:

_____   _____

_____   _____

_____   _____

_____   _____

DATE: _____ SU M T W TH F S

QUOTE OR VERSE

_____

WORKOUT

Run Bike Swim Stretch Rest Other:_____

_____

HOW DID IT FEEL?

_____

_____

What's lifting you up? _____

_____

_____

What's weighing you down?_____

_____

_____

What are you grateful for?_____

_____

_____

Prayer Intentions: Tomorrow's Plan:

_____   _____

_____   _____

_____   _____

_____   _____

DATE: _____ SU M T W TH F S

QUOTE OR VERSE

_____

WORKOUT

Run Bike Swim Stretch Rest Other:_____

_____

HOW DID IT FEEL?

_____
_____

What's lifting you up? _____
_____
_____

What's weighing you down?_____
_____
_____

What are you grateful for?_____
_____
_____

Prayer Intentions: Tomorrow's Plan:

_____   _____
_____   _____
_____   _____
_____   _____

My sister in Christ,

You did it. You're here. And I'm so proud of you. I hope you found this journey enriching and have come out the other end stronger and more fulfilled. I hope you feel full of love, joy, and inspiration. You, my dear sister, inspire me.

I hope you feel the desire to go through this journey again. You can purchase another copy of the Imperishable Crown right where you found this one - on Amazon or on **runningmyselftogether.com**!

And I hope this time, you bring a friend with you on your spectacular journey. If you are interested in working with me as YOUR running coach, email me at **maria@runningmyselftogether.com**, or check out **www.runningmyselftogether.com/run-coaching** for more information.

Keep the faith, and keep running, my friend. You are not alone.

Love,
Maria

Made in the USA
Columbia, SC
03 July 2020